# SIMPLE NOTE

## SUR LA

# RÉAPPARITION DE LA PESTE

## EN ORIENT

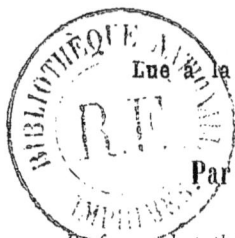

Lue à la Société de Médecine de Marseille

### Par le Docteur E. BERTULUS

*Professeur de pathologie interne et générale à l'École de plein exercice
et président de cette Société.*

Principiis obsta , sero medicina paratur,
Cum mala per longas invaluere moras.
OVIDE.

MARSEILLE

TYP. ET LITH. BARLATIER-FEISSAT PÈRE ET FILS

Rue Venture, 19.

1877

# SIMPLE NOTE

SUR

# LA RÉAPPARITION DE LA PESTE

# EN ORIENT

Il est un proverbe vulgaire, trivial mais plein de justesse qui dit que « *chat échaudé ne craint plus seulement l'eau chaude, mais même l'eau froide* » or ce proverbe semble particulièrement applicable aux Marseillais lorsqu'on parle de peste dans le Levant, *de ce mal qui répand la terreur et que le ciel inventa*, dit La Fontaine, *pour punir les crimes de la terre*.

Qui ne sait en effet, dans la Phocée des Gaules, qu'à partir de 1387, époque où elle dévasta toute la Provence, et y frappa, entre autres victimes célèbres, la belle Laure de Noves amante de Pétrarque, jusqu'à 1720, la peste s'est montrée quinze fois à Marseille, sa ville Européenne privilégiée, et que neuf autres fois, de 1720 à 1845, elle est venue s'éteindre dans son splendide Lazaret, monument séculaire que le chervinisme s'est empressé de détruire dès qu'il est arrivé au pouvoir, sous le risible prétexte que le fléau était à jamais éteint dans les échelles du Levant, et qu'on n'y voyait plus, en fait de bubons, que des adénites syphilitiques.

Or, vous ne l'ignorez pas, Messieurs et chers collègues, après une de ces absences dont elle est coutumière, la peste reparut en 1867, avec ses signes caractéristiques traditionnels, en Arménie, dans le pays de Babel, entre l'Euphrate et le Tigre, fleuves bibliques, dans la vaste plaine sablonneuse et marécageuse qui s'étend de Bagdad à la mer, car dans ce pays, qui fut le berceau de la civilisation, de même qu'en Egypte, on dirait qu'elle a élu domicile dans les temps modernes comme *pour démontrer que les premières conditions de sa génèse* sont l'ignorance et la Barbarie qui excluent l'hygiène.

Menacés à cette heure par la guerre, par la misère publique, par de grandes discordes civiles, il ne nous manquait plus que d'avoir à appréhender la plus terrible des maladies, afin de mettre le comble à nos préoccupations et à nos soucis.

Depuis 1834, époque où Clot-Bey, Bulard et mon ami Gosse de Genève la combattirent en Egypte et dans le Levant, la peste n'existait plus qu'en souvenir ; les Parisiens se berçaient volontiers et tout naturellement de l'idée spécieuse et même logique que la grande institution des médecins dits sanitaires, créée par Prus à son intention, était la seule cause de cette amélioration persistante de la santé publique dans les pays Musulmans et Barbaresques ; mais les vieux Loïmographes, plus défiants, n'étaient pas dupes de cette raison ; ils aimaient à faire remarquer, au contraire, que le mal dont la génèse s'accommode si bien du tempérament lymphatique nerveux des peuples Orientaux, de leur polygamie, de leur abstinence de vin, de leur goût inné pour les farineux, etc., fut dès la plus haute antiquité (heureusement pour la pauvre humanité), sujet à des éclipses totales et tout à-fait mystérieuses ; ils rappelaient aussi qu'il y avait environ quarante ans qu'elle dormait d'un profond somme en Egypte, son principal foyer, lorsque le général Bonaparte y débarqua avec son armée, qui sembla lui redonner la vie ; enfin que bien qu'elle affectionne les deltas des grands fleuves et autres lieux marécageux, malpropres, mal aérés, encombrés, ou l'hygiène en un mot est en souffrance, sa seule cause réelle est le *quid divinum*, mot inventé par le père de la médecine pour désigner tout ce qui est physiquement inexplicable ou incompréhensible. Le milieu musulman n'est-il pas toujours le même, en effet, que la peste y soit présente ou non, ses conditions atmosphériques, telluriques et sociales ne sont telles pas invariables. Qui ne sait qu'au Mexique et aux Antilles, berceaux de la fièvre jaune, les mêmes lacunes sont observées dans le règne de ce fléau et que ce ne sont pas les médecins qui manquent dans ces contrées.

Voici du reste comment la peste a procédé dans sa réapparition :

Il y a dix ans (en 1867) il surgit tout-à-coup au milieu des tribus nomades et misérables qui vaguent dans les marais de la rive droite de l'Euphrate au sud de la ville ou du village d'Hillad, vis-à-vis les ruines même de Babylone. Ces marais et les diverses agglomérations qui s'y sont établies comptent environ 50,000 habitants, la maladie n'y fit d'abord que 300 victimes environ, puis elle parut se rendormir contre son habitude qui est de s'assoupir l'été, comme elle le fit à Marseille en 1720, et de se réveiller aux premières fraîcheurs de septembre.

Trois ans après, pendant l'hiver de 1870-1871, au moment ou nous étions aux prises en France avec une autre genre de fléau, elle se réveilla plus sérieusement, pour se jeter sur la province Arménienne du Kurdistan, où on ne l'avait plus vu depuis une quarantaine d'années. Elle y désola et ravagea 14 villes ou villages habités par 1326 familles comprenant 7,000 personnes environ, sur lesquelles elle préleva un tribut de 2891 victimes sur 4120 malades, son appétit étant décidément meilleur. Puis l'été venu elle s'assoupit de nouveau en 1873, ce fut vers le bas Euphrate qu'elle étendit ses ravages. Elle attaqua d'abord pendant l'hiver les Arabes qui habitent le grand marais situé sur la rive gauche du fleuve, au sud des ruines de Babylone, vis-à-vis du point où elle avait régné en 1867. Mais pendant le cours de 1874, elle se répandit sur les deux rives à la fois, décimant villes et villages depuis *Divanieh* jusqu'à *Billad* et s'étendit ensuite vers l'ouest jusqu'aux deux villes sacrées de *Méshed-Hussein* et de *Méshed-Ali ;* ces deux villes sont situées sur la limite orientale du grand désert de Syrie ce sont des lieux de pèlerinage où affluent chaque année de milliers de dévots musulmans. En deux mois, cette épidémie tua 4,000 individus sur 8,000 malades environ (1).

Tandis qu'elle sévissait ainsi sur les bords de l'Euphrate, *elle se montrait par importation* dans deux localités qui, sans doute, n'étaient pas encore en position de la bien accueillir, car elle s'y éteignit promptement, je veux parler d'*Assyr*, au sud de la Mecque et de *Benghazi* (régence de Tripoli).

En 1875, le fléau fait irruption plus en aval sur l'Euphrate, envahissant les provinces situées au sud de celles qui avaient été atteintes l'année précédente et s'étend sur un plus vaste espace, tout en demeurant aussi meurtrier.

En ce moment même, Messieurs, les nouvelles arrivées du théâtre de l'épidémie ne sont pas du tout rassurantes. Au commencement de mars dernier, on signalait la présence de la peste bubonique, (c'est la véritable) à Hillad que j'ai déjà nommé, deux bataillons de troupe y avaient été envoyés pour former un cordon sanitaire et préserver Bagdad, mais cette mesure n'avait pas été utile, et le 19 mars quelques cas s'étaient déclarés dans la ville des Califes, qui est placée, comme personne ne l'ignore, dans les

(1) La peste, dans ses épidémies, emporte en général les deux tiers des malades, et quelquefois plus.

plus fâcheuses conditions hygiéniques. Depuis lors, le mal, d'après le *journal du Levant*, n'a fait qu'augmenter, et les télégrammes arrivés au conseil de santé de Constantinople ont donné les renseignements suivants :

A Hillad, en cinq jours (du 27 au 31 mars inclusivement, il y avait eu 66 nouveaux cas et 75 morts ; à Bagdad, du 28 mars au 1er avril, on a constaté 145 cas nouveaux et 75 morts, de plus, dans cette ville, la peste a franchi le Tigre en passant de sa rive droite sur sa rive gauche, où elle n'avait pas encore paru, dans une autre direction, elle a gagné Nedje.

Comme ces nouvelles le démontrent, depuis sa réapparition, le fléau ne s'était pas encore étendu dans un territoire aussi vaste que celui de cette année, peut-être même est-il encore plus considérable qu'on ne le suppose, on signalait en effet, dans le courant de janvier, aux environs d'*Annah*, une maladie à bubons qui n'est autre vraisemblablement, que celle qui règne sur l'Euphrate, or, celle-ci est bien la peste, il n'y a pas à en douter, si nous nous en rapportons à la description qu'en a tracée le docteur *Collvil*, médecin à la légation anglaise de Bagdad. Voici les symptômes qui la caractérisent d'après ce savant et habile médecin, et le journal Anglais *Médical Times* qui a reproduit son travail.

Elle débute en général par une fièvre de 24 à 30 heures, mais souvent avant même cette fièvre prémonitoire, le malade est déjà perdu ; il s'en va d'un pas précipité ou titubant le long des bazars sans parler à personne, entre machinalement dans sa maison, en ferme la porte et se jette sur son lit comme un homme désespéré ou qui ne sait pas ce qu'il fait, il présente de la stupeur, a les yeux rouges, troubles, quelquefois hagards comme un individu ivre ; ou bien il délire et ne répond que par des plaintes aux questions qu'on lui adresse. Il a généralement la langue gonflée, brune noire, fissurée, mais parfois blanche ou jaune. Les gencives sont fuligineuses ou croûteuses. La soif est intense et, dans certains cas, l'haleine infecte lorsque le malade peut encore s'exprimer, il accuse au creux de l'estomac ou dans la région des ganglions sémilunaires une douleur qu'il compare à un coup de poignard. Dans cette épidémie on observe peu de vomissements, bien que dans quelques cas et vers la fin, ce dernier symptôme se manifeste souvent, la respiration est précipitée, comme puérile, le pouls très rapide et probablement peu résistant, mais c'est là un point que l'observateur ne nous fait pas connaître malgré son importance.

En règle générale, l'urine est naturelle, souvent pâle et abondante, vers la fin elle devient très colorée et même sanguino-

lente. Presque toujours il existe une constipation opiniâtre, et si
la diarrhée survient, on la considère comme un signe favorable,
dès que la fièvre cesse, le sujet se couvre d'une sueur profuse et
reprend connaissance quoique restant extrêmement faible..

L'action spéciale du virus pestilentiel sur le système lymphatique, est très saillante dans cette épidémie et justifie le nom de
fièvre *adeno-nerveuse* que notre illustre Pinel avait donnée à la
peste. Dès que la fièvre s'allume, en effet, quelquefois un peu
plus tard, une douleur intense à l'aine, à l'aisselle ou au cou se
déclare et le gonflement des ganglions est si subit, que les personnes qui soignent les malades découvrent souvent leurs tumé-
factions dès les premières plaintes. Ce gonflement n'a fait défaut
dans aucun des cas que le Docteur Colvill a observés. Ce sont
les ganglions de l'aine qui se gonflent le plus souvent : en second
lieu, ceux de l'aisselle, enfin ceux du cou grossissent beaucoup
plus rarement que les autres en quelque endroit que se produise
la tumeur, elle est plus ou moins volumineuse et constituée par
plusieurs grappes de ces ganglions. Les pétéchies, les tâches
pourprées ne se sont montrées que dans les cas mortels, et seulement deux ou trois heures avant l'issue funeste.

*Les charbons ont été assez rares cette année, mais au printemps der-
nier ils ont été assez communs et constituaient un signe en somme assez
favorable.* L'issue funeste arrivait le plus souvent du 2° au 7°
jour, si le sujet dépassait le 12°, on le considérait comme sauvé.

Dans chaque localité, la mortalité s'est élevée pendant la première moitié de l'épidémie jusqu'à 93 ou 95 pour 100 des individus atteints ; pendant la seconde moitié, le plus grand nombre
guérissait, mais il faut remarquer que bien que le mal fut en
décroissance dans un endroit, la plupart des sujets y guérissant,
dès qu'il se transportait de cet endroit dans un autre milieu, il
reprenait toute son énergie, toute sa cruauté ; on aurait dit qu'un
certain nombre de victimes avait été marqué d'avance par la
mort. La décroissance du fléau ne paraissait pas dépendre d'une
diminution dans l'activité du principe morbide épidémique, mais
bien de ce que les individus les plus prédisposés étaient tués dès
le premier temps.

Ce tableau très-abrégé de la peste actuelle est en parfaite har-
monie avec la symptomatologie de cette affection telle que l'a
tracée le célèbre et érudit Joseph Franck, dont je mettais naguère
à profit les ouvrages dans mes leçons à l'école de médecine de
Marseille.

La peste, avec le caractère subtil et essentiellement envahis-
seur qu'on lui a reconnu en tout temps, caractère que favoriseront

encore les grands mouvements de troupes suscités par la guerre d'Orient, n'est-elle pas à redouter pour l'Europe? Qui pourrait soutenir le contraire, très-voisine, à cette heure, de Damas et de la Syrie; partant d'Alep, de Beyrouth, elle devient menaçante pour l'Occident. N'est-ce pas de Seyde d'ailleurs que, prenant la voie de mer sur le navire du trop célèbre capitaine Chataud, *Le Grand Saint-Antoine,* elle s'introduisit à Marseille en 1720?

Jusqu'à présent la Syrie en a été indemne, mais nous lisions naguère dans le *Petit Marseillais,* en général assez bien renseigné, qu'elle avait éclaté, d'une part dans l'armée du Caucase, et que d'autre, part elle s'était très-rapprochée de Damas; qu'à Bagdad, au lieu de tendre à diminuer, elle prenait, au contraire, des proportions de jour en jour plus inquiétantes, qu'elle y enlevait par semaine 260 individus, ce qui, vu la saison qui n'est pas favorable et le chiffre réduit de la population (80 à 90,000 habitants), est véritablement effrayant pour l'avenir. *Si, comme d'habitude, elle ne s'est pas assoupie aux approches de la saison chaude, ne redoublera-t-elle pas d'énergie aux premières fraicheurs de l'automne qui lui conviennent tant?* (1)

Certes, nous ne saurions en douter! nos médecins sanitaires feront bonne garde dans les ports de Syrie, mais à défaut de la surveillance de ces médecins, n'avait-on pas à l'époque du capitaine Chataud les consuls et les agents sanitaires qui étaient toujours bien renseignés et peut-être mieux qu'aujourd'hui sur la peste; pourtant on ne put prévenir la funeste importation qui, d'après les calculs de son historien Bertrand, devint la cause des 87,659 décès que la maladie occasionna pendant les trois années 1720, 1721 et 1722.

Il est bien vrai que dores et déjà les habitants de Marseille étaient, comme l'affirment en toute occasion les savants parisiens, fort malpropres, adonnés à l'abus des melons, des pastèques et de toutes les crudités; et que ces errements en hygiène expliquent bien plus facilement à eux seuls la genèse du choléra, de la fièvre jaune, de la peste, que toutes les importations possibles, *mais aide-toi, le ciel t'aidera,* comme le dit un dicton populaire, et nous devons, ce me semble, avoir voix au chapitre lorsqu'il s'assemble pour conférer sur la santé de notre pays quelque arriéré qu'il soit.

(1) La peste tient en ce moment peu de place dans les bulletins de l'armée d'Asie; on n'en parle pas, mais qu'on attende l'hiver, et les choses changeront.

Vous ne l'ignorez pas, Messieurs, la peste a été considérée, dès les temps les plus reculés, comme le type des affections contagieuses ou transmissibles ; vos devanciers, dans cette enceinte, ont défendu la contagion de la peste en face de Clot-Bey, et plus tard (1846), ils se sont assemblés en congrès, sous la présidence de l'illustre Bally pour résoudre cette question d'une manière définitive, près de cent médecins prirent part avec moi à ce vote accablant pour les novateurs modernes. Avec de tels précédents, la Société de Médecine de Marseille n'hésiterait pas, le cas échéant, à demander avec instance à l'autorité le rétablissement du régime dit de la **patente suspecte** aboli, en dépit de l'expérience et de la raison, il y a une vingtaine d'années ; elle ne manquerait pas aussi d'appeler son attention sur le pouvoir discrétionnaires exorbitant dont jouissent les directeurs de la santé dans nos ports, pouvoir qui leur permet d'enjamber les décisions des conseils locaux établis à la place des anciennes intendances. Relisez, Messieurs et chers confrères, le journal officiel que tint jour par jour *Pichatty de Croissaint* pendant toute la durée de la peste de 1720, et vous frémirez certainement que notre porte puisse rester ouverte à un tel fléau après une telle leçon. *On nous parle sans cesse de décentralisation provinciale, ne faut-il pas commencer par faire cesser cet ilotisme odieux qu'on nous impose en matière d'hygiène publique et qui nous a déjà valu plusieurs* épidémies cholériques. Fasse le ciel qu'il ne nous gratifie pas de la peste dans un temps plus ou moins prochain.

Vous me direz peut-être, chers collègues, que je suis connu au loin *par l'exagération de mes opinions contagionnistes ; que dans les mesures que je propose je ne tiens jamais compte des intérêts du commerce, principale mammelle d'un grand pays comme le nôtre* ; mais ce sont là les arguments que faisaient valoir jadis contre moi, au moment de leurs succès, les novateurs à Paris que le temps a réduits depuis au silence, novateurs dangereux s'il en fut ; non ! je ne crois pas du reste que la contagion de la peste, si fréquente qu'elle puisse être, soit néanmoins infaillible, fatale dans tous les cas, car je connais des faits authentiques et incontestables qui démontrent le contraire et je me permettrai, en terminant la lecture de cette note, et malgré mon contagionisme, de vous en citer deux ou trois que j'exhume de mes cartons et qui n'ont jamais été publiés par personne comme vous allez en juger :

Vers 1833 ou 1834, pendant que la peste régnait à Alexandrie d'Egypte, un de mes bons camarades de la marine, le D<sup>r</sup> Brousse, de Montpellier, qui se trouvait en ce port sur un brick de guerre (l'*Eclipse*, si mes souvenirs ne me font pas défaut), eut la curiosité, par amour de l'art, de voir la peste de près, il se rendit, à l'insu de tout le monde, à l'hôpital des pestiférés, mais son courage lui coûta cher ; rentré sur son bord en apparence bien portant, il tomba malade pendant la traversée de son navire à Chypre, où son commandant allait remplir une mission du consul de France ; ses camarades les officiers, ne soupçonnant rien, le soignèrent comme ils purent et avec cette affection dévouée dont je fis moi-même l'expérience au milieu de l'océan lorsque je fus attaqué par la fièvre jaune, autre genre de peste ; bientôt un bubon survint et en arrivant à Chypre le pauvre pestiféré mourut sous les yeux du médecin du lazaret de l'île, qui déclara la nature du mal. Certes, le contact entre Brousse et ses amis avait été incessant, et pourtant après son décès et en dépit de l'inquiétude de ces derniers, aucun autre cas ne surgit sur l'*Eclipse*.

Un de mes cousins, ancien médecin de la marine, qui exerce encore à cette heure la médecine à Toulon dans un âge très-avancé M. le Dr Tourette, reçoit à bord de son bâtiment, sur je ne sais quel point de l'Archipel et pendant que la peste y règnait, un Turc passager qui se rendait en Morée ; au bout d'un laps de temps très-court cet homme tombe malade ; bientôt la nature pestilentielle de son mal devenant évidente, mon parent lui continue ses soins, mais après l'avoir isolé dans la chaloupe du brick, placée, comme aucun marin ne l'ignore, entre les deux mâts du navire ; le malade a un bubon à l'aine et meurt, on jette le cadavre à la mer avec les précautions d'usage et la peste n'est contractée par personne pas même par le médecin et l'infirmier qui avaient suivi la maladie.

La peste n'est donc pas immanquablement transmissible et sa contagion dépend beaucoup du milieu où ses premiers cas se développent ; les deux faits que je viens de rapporter le prouvent très-bien, car d'une part M. Brousse avait fait sa maladie dans la cabine du bord la plus ventilée, puisqu'elle s'ouvrait sous le panneau de l'échelle de commandement, et de l'autre, personne ne peut élever des doutes sur l'aération excessive de la chaloupe où le Turc de M. Tourette avait été installé ; qui toucha plus souvent des pestiférés en 1720 que le chevalier Roze, pourtant il ne fut jamais malade.

Mais en revanche, qui pourrait se croire à l'abri de cette contagion et se dire je n'aurai jamais la peste puisqu'un vieil infirmier qui depuis plus de 60 ans l'avait bravée dans le lazaret d'Alexandrie, ne prenant aucune précaution, en fut atteint à la fin de sa carrière et y succomba. A cette nouvelle, Méhémet Ali, qui connaissait cet homme et avait foi en son immunité et peut-être en la sienne propre, eut peur et quitta sur le champ Alexandrie pour le Caire où la maladie n'existait pas encore. Ce fait est exact et c'est de Clot—Bey lui-même que je le tiens ; du reste, j'en ai parlé avec diverses personnes qui se trouvaient à Alexandrie à cette époque et qui vivent encore.

Qu'on se le dise une fois pour toutes, il n'y a rien d'absolu en médecine, surtout en épidémiologie, et celui qui affirme que la peste est toujours fatalement transmissible se hasarde presque autant que celui qui la déclare non contagieuse, mais n'est-il pas naturel d'adopter de préférence le premier avis, en face des périls de la santé publique ? un seul cas de transmission bien démontré ne justifie-t-il pas la nécessité des mesures les plus sévères ?

Quant à ce qui a trait au caractère subtil et malin de la peste, surtout dans certaines épidémies, caractère qui empêche trop souvent de la reconnaître, tout d'abord, je me bornerai à vous rappeler que de l'aveu de Bertrand et des autres médecins qui traitèrent les premiers cas importés par le capitaine Chataud, qu'il n'y eut ni bubons, ni charbons, ni autres symptômes caractéristiques et qu'on put croire en principe à une simple épidémie à fièvre maligne.

Telle est, Messieurs, en résumé, la première communication que je tenais à vous faire sur la réapparition de la peste en Orient, sur sa marche, son caractère, les régions qu'elle se dispose à envahir ; dès qu'il y aura lieu de vous donner un nouvel avertissement aussi bref, aussi péremptoire, je n'hésiterai pas à le faire, fidèle en cela à mes antécédents bien connus. En effet, voué sans répit depuis 1839 et à *titre onéreux* au culte de l'hygiène publique, je ne veux pas cesser de m'en occuper, jusqu'à mon dernier jour, heureux s'il m'est encore donné, en dépit de mes 68 ans, et par ce seul motif que noblesse oblige, de rendre quelques nouveaux services à l'humanité. J'ai vu pendant ma carrière médicale, la terrible variole de 1828 que compliquait si souvent la grangrène, deux graves épidémies de typhus nostras. La fièvre jaune s'est présentée à mon observation à Saint—Jean d'Ulloa (Mexique), à la Havane, aux Antilles françaises et au milieu de l'Atlantique, sur mon propre vaisseau, où elle m'a frappé en plein visage. Enfin, à partir de 1835 jusqu'en 1866, le choléra épidémique s'est offert à moi dans sept circonstances différentes, je ne parle pas des fièvres typhoïdes de 1853 qui furent si nombreuses et si dangereuses à Marseille. Un tel bagage épidémiologique n'appartient pas sans doute à tous les vieux médecins. Me resterait-il à voir la peste ? à Dieu ne plaise !... mais peut-être suis-je destiné à en préserver ma patrie, en sonnant la cloche d'alarme, dès que je la vois poindre en Asie ou en Afrique et toutes les fois que l'égoïsme ou l'indifférence des gouvernants, laisse ouverte contre l'expérience et le sens commun, la porte par laquelle elle s'introduisit chez nous, il y a 150 ans. Voilà pourquoi je le dirai en passant et puisque l'occasion se fait, je désire si fortement voir la statue du héros de 1720, celle du Chevalier Nicolas Roze, élevée sur le bastion muré de la tourrette, d'où les yeux fixés sur l'Orient, et sa vaillante épée à la main, il semblera surveiller sans cesse la marche de ce même fléau dont il brava si courageusement les coups et adresser à Marseille, du haut de son cheval, ce mot à jamais célèbre : **Remember**! souviens toi !...

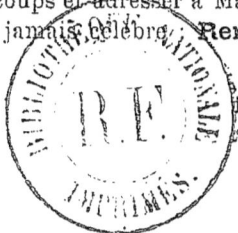

www.ingramcontent.com/pod-product-compliance
Lightning Source LLC
Chambersburg PA
CBHW050425210326
41520CB00020B/6752